CONSIDÉRATIONS GÉNÉRALES

SUR LA PATHOGÉNIE DES

MALADIES DE LA PROSTATE

ET

PROSTATITE SUBAIGÜE

MÉMOIRE

PRÉSENTÉ A LA SOCIÉTÉ DE MÉDECINE PRATIQUE DE PARIS

PAR

Le Dr P. BOULOUMIÉ,

Médecin consultant aux eaux minérales de Vittel (Vosges)
Médecin-major de l'armée, démissionnaire,
Membre de la Société de médecine pratique de Paris, etc.

PARIS

ADRIEN DELAHAYE, LIBRAIRE-EDITEUR

PLACE DE L'ÉCOLE-DE-MÉDECINE

1874

CONSIDÉRATIONS GÉNÉRALES

SUR LA PATHOGÉNIE DES

MALADIES DE LA PROSTATE

ET

PROSTATITE SUBAIGÜE

TRAVAUX DU MÊME AUTEUR :

Du catarrhe vésical et de son traitement par les eaux minérales de Vittel (Vosges), 1866.

De la blennorrhée et de son traitement par les insufflations de poudres médicamenteuses, 1867.

Des injections hypodermiques de morphine dans la région lombaire pour empêcher les érections, 1868.

Discours d'ouverture, prononcé à la Séance publique d'inauguration de la Société des Sciences médicales de Toulouse, 1869.

Considérations générales sur **les Dyspepsies, la gravelle et la goutte**, 1873.

Des urines ammoniacales, 1874.

Quelques mots sur certaines modifications des urines. Pathogénie, séméiotique et thérapeutique, 1874.

A. PARENT, imprimeur de la Faculté de Médecine, rue Mr-le-Prince, 31.

CONSIDÉRATIONS GÉNÉRALES

SUR LA PATHOGÉNIE DES

MALADIES DE LA PROSTATE

ET

PROSTATITE SUBAIGÜE

MÉMOIRE

PRÉSENTÉ A LA SOCIÉTÉ DE MÉDECINE PRATIQUE DE PARIS

PAR

Le Dr P. BOULOUMIÉ,

Médecin consultant aux eaux minérales de Vittel (Vosges)
Médecin-major de l'armée, démissionnaire,
Membre de la Société de médecine pratique de Paris, etc.

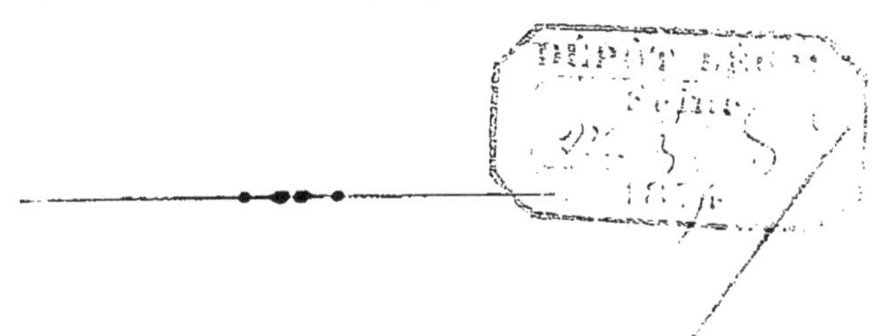

PARIS

ADRIEN DELAHAYE, LIBRAIRE-ÉDITEUR

PLACE DE L'ÉCOLE-DE-MÉDECINE

1874

CONSIDÉRATIONS GÉNÉRALES

SUR LA PATHOGÉNIE DES

MALADIES DE LA PROSTATE

ET

PROSTATITE SUBAIGUË

Les maladies de la prostate, qui, par leur fréquence, leur développement souvent insidieux, leurs conséquences funestes, méritent à si juste titre d'attirer l'attention des médecins, ont été depuis longtemps l'objet de nos recherches. La clinique nous a permis dans bien des cas de les observer, et notre pratique nous a fourni de nombreux exemples des suites si graves de ces affections méconnues ou négligées à leur début. Aussi pensons-nous que ces considérations générales de pathogénie peuvent être de quelque utilité pratique.

Il ne s'agit pas ici d'affections connues de toute antiquité, et dont l'étude déjà ancienne peut être présentée avec le seul secours des indications bibliographiques. Loin de là, les maladies de la prostate sont de celles qui ont été à peine soupçonnées par les médecins anciens, forcément ignorants de l'anatomie normale et pathologique des organes profonds, et, à part quelques vagues indications, comme celle-ci par exemple : « *Un obstacle est apporté quelquefois au cours de l'urine par un gonflement, une tumeur de la vessie ou de l'une de ses dépendances,* » on ne trouve rien à ce sujet dans leurs écrits.

C'est seulement par Jean-Louis Petit, qui parle le premier de la prostatite aiguë, par Morgagni, Riolan, Desault, Chopart, etc., que l'on en a les premières notions.

Boyer donne un aperçu d'ensemble des maladies de la prostate et la description de chacune d'elles, mais l'engorgement squirrheux est considéré par lui, bien à tort, comme très-fréquent chez les vieillards. Les carnosités, les fongosités, les polypes sont à tout moment mentionnés dans les écrits de l'époque. Ollivier, Bégin, puis Velpeau, dans les dictionnaires, résument avec science et autorité l'état de la question, et y ajoutent des connaissances nouvelles.

Mais il faut arriver à la période pendant laquelle eurent lieu les discussions souvent si acerbes entre Leroy d'Etiolles, Civiale, M. Mercier, pour trouver les éléments d'une étude approfondie sur les maladies de la prostate, à l'état chronique principalement, sur lesquelles déjà E. Home avait fixé l'attention et jeté quelque lumière.

En 1836, M. Mercier décrit les valvules prostatiques du col de la vessie, en 1840, les valvules musculaires, maladies essentiellement distinctes; les premières, funeste apanage de la vieillesse, et les secondes appartenant principalement à l'âge où se produisent le plus souvent les irritations et inflammations de la région qu'elles occupent.

Plus tard, de 1841 à 1844, M. Mercier et Leroy d'Étiolles soutiennent que la névralgie du col, les spasmes de l'urèthre ne sont le plus souvent que le symptôme ou le masque des valvules commençantes (M. Mercier), de l'hypertrophie commençante, rhumatismale (Leroy d'Étiolles). Civiale, dans son Traité des maladies des organes génito-urinaires (2e vol.), s'étend longuement sur diverses maladies prostatiques.

Ce qui manque généralement dans ces travaux, c'est une distinction nettement établie entre les divers états morbides de l'organe, et c'est encore là ce qu'on ne rencontre pas dans bon nombre de publications contemporaines. Ainsi, l'on trouve des descriptions de la prostatite aiguë non suppurée qui peuvent se rapporter à peu près entièrement à la prostatite chronique et inversement. On trouve souvent confondus les termes de prostatite chronique, engorgement prostatique, hypertrophie prostatique. C'est là déjà une preuve des rapports intimes qui unissent ces affections.

Si la distinction entre ces divers états n'avait d'autre but que la satisfaction d'arriver à un diagnostic précis, si la science seule devait y gagner, le praticien pourrait, sans grand inconvénient pour le malade, s'en désintéresser jusqu'au jour où des bases scientifiques pourraient guider la thérapeutique ; mais il n'en est rien : traitement et pronostic varient avec le diagnostic.

Les travaux des micrographes, qui ont fait faire de si rapides progrès aux connaissances anatomo-pathologiques en général, n'ont pas encore élucidé pleinement la question des altérations pathologiques de la prostate, qui a été même très-peu étudiée dans son état physiologique. Au contraire, l'observation de jour en jour plus attentive des maladies de l'appareil urinaire, de bons procédés d'exploration journellement mis en usage, ont largement contribué à la connaissance de ces maladies, et nous permettent d'établir des distinctions cliniques auxquelles correspondent des traitements appropriés et consacrés par l'expérience. De plus, et c'est là un point très-important, on peut le plus souvent éloigner, quelquefois même anéantir les causes qui amènent un grand nombre des affections séniles de la prostate et leurs funestes conséquences.

Pour arriver à ce résultat on ne saurait assez se convaincre que les maladies de la prostate, très-rarement primitives, sont la conséquence très-fréquente de tout état inflammatoire aigu ou chronique, développé dans les parties en connexion de continuité ou de contiguïté, de l'urèthre principalement; et qu'une inflammation subaiguë de la glande, pouvant souvent passer inaperçue de malades peu attentifs, devient fréquemment la cause d'accidents ultérieurs très-graves. Si l'on jette un coup d'œil rétrospectif sur les travax spéciaux, on est frappé de voir que, quelle que soit la marche qu'ait affectée la maladie décrite, quelles que soient aussi et par conséquent les idées suivant lesquelles la description en a été faite, la cause se résume toujours, sauf le cas de lésion directe, dans une irritation quelconque développée sur un point quelconque de l'appareil urinaire, plutôt cependant de l'urèthre et de la vessie.

Dans ces cas, aussi bien que dans ceux que nous avons sous les yeux, on ne saurait admettre qu'il y ait eu simple coïncidence comme on l'a dit quelquefois, et comme on peut d'ailleurs le dire toujours et à tout propos.

Nous devons donc envisager les maladies de la prostate comme conséquences fréquentes d'inflammation ou d'hyperémie de voisinage.

« Ni l'hypertrophie, ni l'engorgement de la prostate, et nous employons ce mot pour ne rien préciser, ne constituent pour nous la prostatite chronique, dit Béraud. M. Caudmont « croit la dénomination d'engorgement plus convenable (que celles d'hypertrophie ou de tuméfaction), parce qu'elle ne préjuge point la nature de l'affection, qui est encore diversement appréciée par les pathologistes. » Nous ne partageons pas entièrement cette manière de voir. Nous n'admettons pas qu'on doive confondre sous la même dénomination plusieurs états, dont les uns sont quelquefois, il est vrai, les conséquences des autres, mais qui ne sont nullement identiques. Notre opinion diffère en outre essentiellement de celle de M. Caudmont, en ce sens que nous croyons à l'engorgement causé par l'inflammation, tandis que M. Caudmont n'y croit pas ; mais, la divergence est surtout dans les termes.

Les prostatites, qu'elles soient aiguës, subaiguës ou chroniques, sont essentiellement, comme leur nom l'indique, de nature inflammatoire. Elles se terminent par résolution, suppuration ou passage à l'état chronique, dans les deux premiers cas ; par induration ou ramollissement, dans le troisième, avec ou sans hypertrophie d'un ou plusieurs des éléments constituants de la glande.

L'engorgement est la conséquence de ces divers états, mais à des degrés différents. Très-rarement il est engendré par des causes autres que l'inflammation. C'est précisément parce que nous sommes convaincu que l'inflammation de la prostate amène très-fréquemment les altérations ultérieures de sa structure, que nous appelons l'attention sur ces affections, aussi facilement curables au début, que rebelles après quelque temps de durée.

MM. Littré et Robin (*Dict. de Nysten*) définissent l'engorgement, une augmentation de volume et souvent de consistance avec ou sans changement de couleur ou de forme, s'il s'agit d'un organe, caractérisée par la présence d'une matière amorphe, semi-solide ou liquide, qui a exsudé entre les éléments anatomiques qu'elle tient écartés. Cette matière, ajoutent-ils, peut être demi-solide dans les parties enflammées, d'une manière aiguë ou chronique; et plus loin : « En général l'engorgement du tissu, dont un organe est formé, est précédé, puis accompagné de la distension des vaisseaux sanguins et lymphatiques de cet organe. »

« L'hypertrophie, disent les mêmes auteurs, est le résultat d'une nutrition anormale et trop active. » Or, quelle est la condition essentielle d'une nutrition trop active ? Précisément la distension des vaisseaux sanguins et lymphatiques qui sont le propre de l'inflammation. Pourquoi dès lors refuserait-on d'admettre que l'hypertrophie dite parenchymateuse puisse être le résultat de l'engorgement, ou tout au moins des causes qui l'ont produit.

Parmi les différentes formes de la prostatite, c'est surtout la forme subaiguë qui présente le plus vif intérêt, par cela même qu'elle a été moins étudiée, bien qu'elle constitue une des complications fréquentes des inflammations de l'urèthre, de la vessie, quelquefois même du rectum.

C'est elle qui fera plus spécialement l'objet de cette étude : mais avant tout il est bon d'établir nettement son existence et de montrer qu'il est indispensable d'en bien connaître les symptômes et de diriger contre elle un traitement actif.

L'existence de la prostatite subaiguë se traduit par les symptômes fournis par l'examen du malade et les lésions anatomiques constatées *post mortem*. Hâtons-nous de dire que la plupart des auteurs en ont fait très-peu mention.

Dugas, en 1832, paraît l'avoir admise le premier. Velpeau, dans son article du dictionnaire en 30 vol., parle aussi, mais en passant seulement, des « subinflammations de la prostate. »

Béraud, qui d'ailleurs rapporte en grande partie ce qui a été écrit par Velpeau, la décrit à son tour, comme une maladie bien distincte de l'hypertrophie principalement, mais il la confond avec la prostatite chronique.

Ledwich, dans le *Dublin Quaterly Journal*, 1857, en fait l'objet d'une étude spéciale : Diagnostic et traitement.

Thompson, dans son ouvrage sur les maladies de la prostate, pathologie et traitement, la signale aussi et en fait une description spéciale (1). Dans les traités ou les monographies, les affections prostatiques désignées sous les noms de prostatite aiguë, subaiguë, chronique, sont le plus souvent distinguées dans les classifications et confondues dans la description et la relation des observations. Souvent, aussi, trouve-t-on le mot d'engorgement substitué à celui de prostate chronique et *vice versa*.

---

(1) Dans la récente traduction des leçons cliniques de Thompson que nous devons à deux distingués confrères MM. Jude Hue et Gignoux, de Rouen, nous n'avons rien vu se rapportant spécialement à la prostatite subaiguë, mais nous avons été heureux de constater que notre manière de voir était en plusieurs points conforme à celle du celèbre chirurgien Anglais.

N'est-ce pas là déjà une preuve que la clinique a toujours reconnu la relation intime qui existe entre ces divers états ?

Ledwich conclut : 1° qu'il existe réellement une inflammation subaiguë de la prostate ;

2° Qu'elle diffère dans ses causes, ses progrès, sa terminaison, d'une maladie de la glande précédemment connue ;

3° Qu'elle se produit dans la majorité des cas à l'âge de la puberté ou dans ses environs.

Le Dr Deniau, à qui nous empruntons la traduction ci-dessus, définit la prostatite subaiguë : « un état inflammatoire de la glande, sans signes réactionnels bien marqués tendant à se perpétuer, caractérisé par des exacerbations périodiques et accompagnées de chaleur, de pesanteur au périnée, de douleur dans la miction, et de dépression considérable des forces physiques. »

Plaçons à côté la définition, ou à défaut les symptômes de la prostatite chronique, et voyons si ces deux états ont été nettement distingués.

La prostatite chronique est caractérisée par une douleur locale accompagnée d'une sensation de chaleur et de pesanteur dans tout le périnée, à l'anus principalement, et présentant des exacerbations fréquentes ; par une tuméfaction plus ou moins marquée de l'organe perceptible au toucher; du ténesme vésical avec dysurie, irradiations douloureuses dans les lombes, l'hypogastre, les cuisses ; un écoulement uréthral habituellement peu abondant ; la dépression physique et morale : voilà bien des analogies entre ces deux affections. Une identité presque absolue au point de vue étiologique est aussi partout mentionnée.

Si nous groupons dans un ordre logique les causes toujours rapportées, nous voyons qu'elles peuvent être divisées en trois classes : 1° celles qui se rapportent à une inflammation des diverses parties de l'appareil urinaire ; 2° celles qui se rapportent à la congestion active ou passive de l'organe ; 3° celles qui participent des deux ordres précédents.

1° La blennorrhagie est à juste titre à peu près universellement reconnue comme la cause la plus fréquente de l'inflammation prostatique. « Conçoit-on, dit Velpeau, que la blennorrhagie puisse exister longtemps soit à l'état chronique sur le veru-montanum, ou sur les côtés de cette crête, sans que la glande qui est autour en soit affectée ; puisque la gonorrhée provoque si souvent l'engorgment des testicules, est-il possible qu'elle reste sans action sur le tissu prostatique ? »

Civiale constate que l'excès dans l'exercice des organes génitaux, l'abus des stimulants spéciaux, les uréthrites répétées et prolongées, disposent singulièrement aux écoulements ayant pour point de départ les conduits prostatiques, le col de la vessie et l'orifice interne de l'urèthre. Il dit en outre que : « chez les adultes les engorgements chroniques de la prostate sont rares, et la maladie de cette glande offre des caractères spéciaux : quelques-uns reconnaissant pour causes des abus de coït, des maladies des vésicules séminales dépendant des affections des organes voisins ou de la rétention des urines. »

La coïncidence est nettement établie; quant aux interprétations, elles sont discutables; nous y reviendrons.

Dugas avait déjà écrit, en 1832, que la blennorrhagie et la blennhorrée sont des causes fréquentes de prostatite aiguë ou chronique.

Vidal de Cassis décrit dans son Traité des maladies vénériennes la prostatite blennorrhagique, dont le nom seul indique assez l'étiologie.

Philipps dit que le coït pendant les règles, les flueurs blanches et surtout la blennorrhagie causent la prostatite.

A côté de ces causes viennent se placer naturellement celles qui agissent dans le même sens, je veux parler des injections dites irritantes, caustiques, balsamiques, etc., et des médications anti-blennorrhagiques, intempestives ou excessives.

Civiale fait observer qu'on doit se méfier des injections « ayant pour but d'arrêter les écoulements uréthraux, et que les praticiens n'ont peut-être pas assez réfléchi sur leurs conséquences. »

Velpeau dit que l'administration du cubèbe et du copahu, dans la période aiguë de la blennorrhagie, peut provoquer des prostatites très-aiguës: Jobert de Lamballe, Béraud, comme l'avaient fait auparavant Dugas et Verdier, comme depuis l'a encore observé et mentionné Ledwich, considèrent ces médications comme amenant assez souvent l'inflammation de la prostate.

Le Dr Guerlain est très-affirmatif à ce sujet : « Pendant mon internat à l'hôpital du Midi, j'ai pu, dit-il, voir que tous les blennorrhagiques traités par ces médicaments à haute dose avaient de la prostatorrhée. Or, pour lui, la prostatorrhée aiguë et la prostatique aiguë sont deux termes à peu près synonymes.

Si, poursuivant cette étude physiologique jusqu'aux formes les plus essentiellement chroniques des maladies de la prostate, nous consultons les auteurs et nous faisons appel aux souvenirs de notre observation particulière, nous retrouvons encore la même série de causes.

C'est ainsi que Velpeau admet l'existence assez fréquente de l'engorgment chronique de la prostate « chez des hommes encore jeunes qui ont été atteints de blennorrhagie, on aurait, dit-il, dans la vieillesse des engorgements nés dans l'âge adulte qui augmenteraient pendant la vieillesse, et d'autres qui ne débutent qu'à une période très-avancée de la vie. »

Bégin considérait l'engorgement comme la conséquence d'une phlegmasie chronique.

Jean-Louis Petit avait déjà dit, à propos du gonflement de la prostate : « Presque tous ceux qui sont affectés de cette maladie ont été attaqués de chaudepisses, et très-peu en ont été méthodiquement traités. »

Je pense, dit Vidal de Cassis, que dans l'étiologie des engorgements prostatiques des vieillards, il faut tenir grand compte de l'uréthrite. Nous n'hésitons pas non plus à soutenir que les affections vénériennes répétées ou longtemps prolongées peuvent être rangées parmi les causes éloignées de l'engorgement et de certaines formes de l'hypertrophie prostatique.

Ce ne sont pas seulement les inflammations uréthrales qui provoquent ces affections, ce sont aussi, mais à un moindre degré il est vrai, les inflammations ou excitations siégeant sur d'autres points de l'appareil urinaire ou génital. La physiologie, en effet, aussi bien que la pathologie, nous montrent les sympathies si intimes qui en unissent les différentes parties. Il est presque inutile de rappeler la fréquence de la néphrite, par exemple à la suite des affections vésicales et réciproquement des affections vésicales à la suite des affections uréthrales; des affections du cordon spermatique, de l'épididyme, du testicule, des vésicules séminales à la suite des inflammations de l'urèthre, etc. Les traumatismes agissant, soit de l'intérieur à l'extérieur, fausses routes, cathétérisme mal dirigé, etc., etc., soit de l'extérieur à l'intérieur, instruments piquants, tranchants ou contondants agissent dans le même sens et produisent des résultats analogues, avec cette seule différence, que dans le premier cas l'inflammation est centrifuge et centripète dans le second.

2° Parmi le second ordre de causes, c'est-à-dire celles qui se rapportent à la congestion active ou passive de l'organe, se trouvent les excès de coït, l'abus des stimulants spéciaux, la masturbation, les érections prolongées involontairement ou volontairement, les excès alcooliques, les excès de fatigue, l'état variqueux des veines du rectum, la constipation opiniâtre, et enfin la laxité physiologique du système veineux chez les hommes âgés. Si l'on réfléchit un instant à la grande quantité de vaisseaux veineux qui forment de véritables plexus autour de la prostate et sont l'aboutissant des diverses veines du rectum et des parties génitales; si l'on considère d'autre part leur disposition si favorable à l'engorgement et à la turgescence, on ne saurait concevoir que des excitations portées, soit sur les organes génitaux, soit même sur le rectum, restent sans action sur la prostate, organe placé au confluent de l'appareil génital et de l'appareil urinaire, et jouant un rôle important dans l'accomplissement de leurs fonctions. Ce ne sont pas seulement, en effet, des vaisseaux qui sont communs à ces diverses parties, mais aussi les éléments musculaires, dont telles ou telles fibres entrent en contraction ou se relâchent pour permettre ou empêcher l'accomplissement simultané ou successif des divers actes qui leur sont dévolus.

Si le rôle de la prostate comme organe glandulaire a, au point de vue de ses modifications pathologiques, une grande importance, il n'en est pas autrement de son rôle comme point d'attache fixe des muscles vésicaux. Plus fortement retenue contre le pubis qu'en tout autre point par les ligaments pubio-prostatiques à sa face antéro-supérieure et sur ses faces latérales, adhérant au rectum par sa face postérieure, recouverte latéralement par le releveur de l'anus, la prostate est peu mobile et ne peut suivre, qu'en opérant un léger mouvement de bascule, les changements de forme de la vessie. Constituée en grande partie par des éléments musculaires; traversée en tous sens par des faisceaux fibreux inter-glandulaires; ayant une consistance plus grande que celle des organes voisins, elle est, par cela même, peu susceptible de s'opposer à la stagnation du sang veineux. Elle est donc soumise, en même temps qu'au processus inflammatoire venant des muqueuses de l'appareil urinaire, aux stimulations corrélatives à la fréquence et à l'énergie des contractions musculaires. De plus, par la disposition de ses éléments anatomiques, elle subit pendant longtemps l'action de la congestion qui lui est imposée par l'excitation des organes voisins, et elle est ainsi plus exposée à en être affectée. « Tous les auteurs, dit M. Caudmont, ont insisté sur le grand nombre des vaisseaux veineux qui entourent la prostate et sur l'élargissement qu'ils prennent à un âge avancé. On a vu là, probablement avec raison, la cause de l'accroissement de volume qu'il est si fréquent de trouver à la prostate, lorsqu'on ouvre le cadavre d'un vieillard. »

« Ces veines..... sont très-disposées à s'enflammer à cause de leur contact avec l'urine et le pus. »

C'est en amenant la congestion des plexus

péri-prostatiques et des veines prostatiques qu'agissent les causes que nous avons mentionnées plus haut ; mais il est rare qu'elles provoquent à elles seules des inflammations, si ce n'est cependant lorsqu'elles viennent se joindre à une des causes du premier ordre. Elles sont au contraire justement considérées comme favorisant le développement de l'inflammation chronique, primitive ou secondaire, l'engorgement chronique, peut-être même l'hypertrophie.

L'onanisme, au dire de Swédiaur, de Deslandes, de Cullerier, de Lallemand, amène la prostatite chronique.

Petit, Hunter, Choppart, et plus tard Ch. Bell, considèrent les excès vénériens et les excès de table comme agissant activement sur la production de l'hypertrophie prostatique. — Ces causes, différentes dans l'origine, se confondent dans leurs effets et agissent finalement par la congestion des veines du bassin qu'elles entraînent. — Si donc on cherche la cause immédiate de ces divers états pathologiques, on la trouve dans la réplétion du système veineux local. — C'est ainsi que la continence invoquée par S. Cooper, Wilson, M. Mercier, etc., agit de même que la masturbation ou les excès de coït, car, dans les cas où elle a été mentionnée, on a noté en même temps des érections très-fréquentes et très-prolongées chez les malades.

M. Mercier, bien qu'attribuant à l'âge la plus grande part dans la production de la tuméfaction sénile de la prostate, constate que c'est à la stase veineuse dans le petit bassin qu'elle doit être plus spécialement rapportée. Elle est, en effet, comme nous l'avons déjà dit, une des conséquences de l'âge, et chez les vieillards l'état variqueux des veines du col vésical est presque la règle.

En parlant de la nature de l'hypertrophie prostatique, le même auteur la compare à la cirrhose du foie, toutes deux résultant des congestions sanguines prolongées ou souvent répétées.

M. Demarquay nous disait dernièrement à ce sujet : « Les organes complémentaires fournissent le liquide éjaculé d'autant plus que le sperme est moins abondant. C'est là une sorte de sécrétion compensatrice, qui flatte l'amour propre de l'homme avancé en âge, mais qui ruine sa santé, en imposant à la prostate un surcroît d'activité, au moment même où elle a le plus de tendance à prendre un développement anormal. Aussi les tentatives de coït, les excitations génésiques, les éjaculations, sont-elles alors des causes très-actives d'engorgement, d'hypertrophie prostatique. »

M. Caudmont considère l'engorgement sénile de la prostate comme le résultat d'une transformation spéciale de l'organe indépendante de toute inflammation antérieure. C'est là l'hypertrophie sénile et non l'engorgement.

Home attribuait l'engorgement prostatique à une sorte d'apoplexie par arrêt de la circulation.

Ledwich, parlant spécialement de la prostatite subaiguë, dit que : « *Toutes les circonstances ten-*

dant à produire un afflux du sang vers les organes pelviens devient une cause d'excitation de la maladie. » Toujours, par conséquent, on le voit, la congestion locale et la stase ont été considérés comme amenant le développement ou la persistance des affections prostatiques : inflammation, engorgement ou hypertrophie. Mais de la congestion répétée à la stase il n'y a qu'un pas ; comme l'a très-bien fait observer M. Tripier : on admet la stase comme cause de l'engorgement sénile, comment dès lors ne pas la prendre aussi en grande considération dans l'étiologie des maladies séniles de la prostate qu'on a voulu attribuer *exclusivement* à la stase veineuse dans le petit bassin ?

L'analogie étiologique avec l'engorgement du col utérin est trop frappante pour que nous ne la signalions pas ici en passant.

M. Courty dit, à propos de ce dernier, qu'il peut naître spontanément, mais qu'il est souvent la suite de la congestion ou de l'inflammation.

Lisfranc, Gendrin, Velpeau, Nonat, Scanzoni, etc., se trouvent à peu près d'accord sur ce point, que l'engorgement utérin est intimement lié à l'inflammation chronique, si bien que les termes de métrite parenchymateuse chronique, d'inflammation parenchymateuse chronique, sont souvent employés comme synonymes d'engorgement.

Le troisième ordre de causes que nous avons invoqué comprend celles qui participent des deux ordres précédents : celles qui se rapportent à une inflammation d'un point quelconque de l'appareil urinaire, jointe à la congestion active ou passive de l'organe. Nous y rangeons : la présence de calculs dans la vessie, signalée par Home, Amussat, Leroy, Civiale; le catarrhe vésical, surtout lorsqu'il s'accompagne d'induration des parois (*fait que nous avons plusieurs fois observé*); le coït avant la guérison complète d'une blennorrhagie, mentionné par Cooper qui cite plusieurs cas à l'appui, par Civiale et plusieurs autres ; les rétrécissements uréthraux; la rétention volontaire des urines, en dehors de l'appareil urinaire; la constipation habituelle, les tumeurs hémorroïdales enflammées, les fissures à l'anus, les opérations chirurgicales pratiquées sur l'anus ou le rectum.

Telles sont les nombreuses causes des affections prostatiques généralement mentionnées et journellement rencontrées dans la pratique.

Nous les avons ainsi groupées et relatées brièvement, nous appuyant sur l'opinion des auteurs justement appréciés, pour ne pas nous laisser aller à soumettre les faits à une idée préconçue. On saisit, en effet, d'après ce que nous avons rapporté, un enchaînement étiologique naturel commun aux diverses maladies de la prostate. On voit que les mêmes causes produisent, suivant les circonstances, suivant leur intensité ou leur durée, suivant l'âge ou la constitution du sujet, des états divers. On est donc amené à se demander s'ils ne dérivent pas tous de l'inflammation, si, par conséquent, celle-ci n'est pas très-fréquemment méconnue à l'époque où la maladie est encore curable; si, en un mot, la prostatite subaiguë n'est pas dans un grand nombre de cas la cause première de l'engorgement sénile.

Ledwich dit qu'elle occupe une place intermédiaire entre l'inflammation aiguë et l'hypertrophie chronique de l'organe. C'est donc encore comme prostatite chronique qu'elle est envisagée par cet auteur, sans qu'il insiste autrement sur l'enchaînement étiologique. La structure de la prostate est, comme le fait très-justement observer Béraud, telle, que, si l'inflammation s'y déclare, elle a une grande tendance à durer d'une manière indéfinie. Elle tend, par conséquent, à passer à l'état chronique qui ne tarde pas lui-même à s'accompagner d'engorgement et à provoquer le plus souvent l'hypertrophie, soit par suite du développement exagéré de la portion glandulaire, soit par le fait de la congestion passive augmentant avec les progrès de l'âge, soit enfin par suite de l'hypertrophie compensatrice qui se produit du côté des fibres musculaires de la vessie et de la prostate, en raison même de l'augmentation de résistance opposée au cours de l'urine par le volume exagéré de la prostate. Dans certains cas cependant, c'est l'atrophie qui succède à l'inflammation. M. Caudmont pense même que c'est là la règle; l'inflammation serait donc, en poursuivant ce raisonnement, une cause de non engorgement. Nous ne partageons pas cette manière de voir.

On a admis trois degrés ou trois variétés de l'inflammation prostatique désignées sous les noms de *muqueuse*, *glandulaire*, *parenchymateuse*. La première, bornée à la muqueuse et à l'embouchure des conduits prostatiques; la seconde, occupant les culs-de-sacs sécréteurs et leurs conduits excéteurs; la troisième, occupant tous les éléments anatomiques de l'organe. Cette distinction, très-naturelle au point de vue anatomo-pathologique, perd beaucoup de sa valeur en présence du malade.

Les écoulements prostatiques, difficilement reconnaissables d'ailleurs, sont loin d'être toujours en rapport avec le degré d'inflammation ou de développement de l'organe. De plus, l'inflammation qui a atteint la muqueuse des conduits y reste bien rarement limitée et gagne bientôt les lobules glandulaires, et l'examen histologique du liquide, pas plus que le toucher, ne permettent le plus souvent d'affirmer qu'on a affaire à telle ou telle forme. On ne peut établir la distinction clinique qu'entre la prostatite glandulaire et la prostatite parenchymateuse, et seulement dans quelques cas.

La prostate est essentiellement constituée par un ensemble de glandes en grappes munies chacune d'un conduit excréteur qui vient aboutir sur les côtés du veru-montanum. Entre ces glandes existe du tissu connectif et du tissu musculaire lisse, d'autant plus abondant qu'on se rapproche davantage de la périphérie. La caractéristique de ces glandes est la longueur du pédicule servant de conduit excréteur à chacun des vésicules glandulaires. Cette disposition au milieu d'un tissu riche en éléments musculaires et connectifs n'est pas, comme je le dirai plus loin, sans action sur le développement de certaines maladies prostatiques. Chacune des vésicules a la forme d'une poire allongée munie d'un long pédoncule. L'ensemble d'une de ces glandes représente assez exactement une tige supportant plusieurs de ces fruits. Les parois de ces vésicules se confondent avec le tissu environnant et ne laissent apercevoir qu'une rangée régulière de cellules sphériques munies d'un noyau.

Nous avons vainement cherché dans les ouvrages d'histologie des planches représentant des coupes de la prostate. Il n'en existe pas à notre connaissance, aussi avons-nous été heureux d'apprendre que cette lacune ne tarderait pas à être comblée. Le Dr Chéron a bien voulu nous montrer une série de préparations microscopiques de coupes et de dessins destinés à faire partie d'un travail sur la prostate en voie de publication.

Nous espérons de notre côté fournir dans quelques mois, à la connaissance de l'état anatomique et du fonctionnement physiologique de cet organe, de nouveaux éléments qui feront l'objet d'un mémoire spécial.

Le liquide prostatique est, comme on sait, un liquide lactescent, assez épais, peu abondant, dont la sécrétion paraît être sous la dépendance des excitations génitales. C'est en cela que la prostate est justement considérée comme annexe de l'appareil génital. M. Robin le décrit comme un liquide alcalin, non visqueux, de consistance analogue à celle du lait épaissi, blanc, crémeux, un peu jaunâtre, plus ou moins foncé selon le sujet; excrété au moment de l'éjaculation, mais préparé à l'avance dans les conduits prostatiques. Il fait subir au mélange spermatique un changement de coloration et lui donne la teinte blanche, lactescente, opaline. Il modifie aussi l'odeur du sperme sécrété et donne au mélange éjaculé son odeur spéciale. La coloration du liquide prostatique est due surtout à la présence de granulations moléculaires qui y sont en suspension, et aussi à une grande quantité de fines granulations grisâtres qui contribuent secondairement à la coloration du sperme.

Les fonctions de ce liquide nous sont peu connues, mais on peut induire du moment où il apparaît, que son rôle doit être de servir de véhicule aux spermatozoïdes.

M. Robin dit : « Jamais jusqu'à présent on n'a « constaté les caractères propres au liquide pros- « tatique dans un écoulement quelconque de l'u- « rèthre.

« Toutes les humeurs qui en sortent dans les « affections décrites sous les noms de prostatite « chronique, de prostatorrhée, écoulement uré- « thro-prostatique, ont, ou bien les caractères « du mucus uréthral, devenu purulent, ou ceux « du liquide des glandes de Méry purulent ou « non. »

Civiale cependant avait décrit des écoulements uréthro-prostatiques qu'il distinguait en écoulement purement muqueux et écoulement mixte; le premier, formé de mucus prostatique seulement; le second, d'un mélange de mucus prostatique et de sperme. Le flux en serait très-variable comme quantité, et les taches laissées sur le linge seraient bleuâtres ou rousses; mais aucun moyen suffisamment précis pour en reconnaître l'origine n'est mentionné.

D'autre part, si l'on n'avait d'autres ressources que l'examen microscopique, on ne pourrait diagnostiquer la nature de l'écoulement, car les sécrétions des diverses glandes et de la muqueuse uréthrale, ne présentent pas d'éléments suffisamment caractérisés. La spermatorrhée seule peut être distinguée, grâce à la présence des spermatozoïdes.

Anatomie pathologique. — Velpeau, qui établit la distinction des prostatites siégeant dans la muqueuse des conduits excréteurs et dans le tissu cellulaire, dit que l'inflammation arrivée par les conduits excréteurs passe bientôt des granulations dans le tissu celluleux qui les entoure. Or, une fois généralisée, elle devient presque fatalement chronique, et l'engorgement s'établit.

Béraud et Lallemand admettent aussi que l'inflammation peut occuper isolément ou simultanément les diverses parties de la prostate, et la plupart des auteurs s'accordent à penser que l'hypertrophie est une conséquence naturelle de la prostatite chronique généralisée, comme nous avons eu l'occasion de le dire en parlant de l'étiologie.

M. Mercier cependant, dit que « la tuméfaction sénile de la prostate, indépendante d'une diathèse, d'une inflammation des tissus, la glande, ayant seulement augmenté de volume, constitue l'hypertrophie. »

L'anatomie pathologique, quelque imparfaite qu'elle soit encore, nous fournit aussi des preuves à l'appui de la thèse que nous soutenons : L'existence d'une série distincte d'affections ayant une origine commune, l'inflammation. Mais, suivant les âges, les causes identiques produisent des effets différents et les altérations qui en sont la conséquence sont aussi distinctes. Chez les adultes, l'inflammation, généralement plus franche et plus aiguë, se termine plus fréquemment par résolution ou par suppuration, à moins que la cause soit peu intense, mais continue, ou que l'inflammation n'ait été combattue que d'une manière insuffisante, ou bien encore que l'individu ne soit déjà épuisé, ou soit d'un tempérament scrofuleux. Assez souvent aussi, l'inflammation prostatique des hommes encore jeunes se termine par induration et atrophie.

Hodgson dit que l'hypertrophie parenchymateuse consécutive à l'uréthrite et propre aux jeunes gens porte sur le muscle, tandis que l'hypertrophie chronique des vieillards est le résultat de la dilatation des follicules et des conduits.

Sans que nous puissions opposer à ces assertions des observations directes assez nombreuses pour être concluantes, nous croyons pouvoir affirmer que si le fait de la dilatation de l'appareil glandulaire chez le vieillard est exact, il n'en est pas de même de l'hypertrophie musculaire chez les jeunes gens.

En examinant les organes d'un individu encore jeune, ayant succombé à diverses affections et ayant eu des accidents vénériens, on ne trouve que des lésions se traduisant plus spécialement par une dilatation des canaux excréteurs des glandules et la présence de calculs prostatiques nombreux, à stratifications concentriques sans hypertrophie musculaire, à moins qu'il n'y ait au col de la vessie, ou sur un point quelconque du canal, un obstacle au cours des urines. Dans de nombreuses autopsies pratiquées sur tous les militaires morts dans le courant de l'année 1873 à l'hôpital St-Martin, nous avons constaté ces modifications. Dans son traité d'anatomie, dernier fascicule, qui vient de paraître pendant que ce travail était déjà à l'impression, M. Sappey dit que ces productions calculeuses jouent le principal rôle dans le développement de l'hypertrophie prostatique.

Il est encore une autre affection qui reconnaît le plus souvent pour cause l'inflammation chronique, c'est la tuberculisation de la prostate ; non cette tuberculisation vraie, qui n'est qu'une manifestation locale de l'état morbide désigné sous le nom de diathèse tuberculeuse ; mais cette tuberculisation qui naît, ou peut naître dans tout organe atteint de phlegmasie à résolution lente, la dégénérescence caséeuse. Or, tout dépôt caséeux dans l'organisme peut amener tôt ou tard une généralisation qui atteignant les organes essentiels, ne tarde pas à entraîner la mort.

En résumant les considérations précédentes, nous pouvons dire sous forme de conclusion :

1° Que toute excitation très-vive ou de longue durée, agissant sur l'urèthre ou la vessie, amène fréquemment l'inflammation de la prostate.

2° Que la congestion active ou passive des veines péri-prostatiques entraîne quelquefois et favorise toujours le développement ou la persistance de cette inflammation.

3° Que l'inflammation chronique de la prostate est une des causes les plus actives de ses altérations séniles, de l'engorgement.

Comment cette inflammation peut-ellle être assez souvent méconnue, pour qu'on ne la trouve mentionnée que dans un petit nombre de cas ? Telle est la question que nous allons chercher à élucider en parlant de la prostatite subaiguë, l'une des formes les plus insidieuses et les plus fréquentes des maladies de la prostate.

Ce n'est pas sur des idées théoriques que nous nous basons pour affirmer l'existence de la prostatite subaiguë, mais bien sur un ensemble tout spécial de symptômes et de caractères.

Ledwig établit le diagnostic sur le ténesme vésical, une sensation d'ardeur dans toute l'étendue du périnée, l'écoulement d'une matière à peu près incolore et transparente, contenant des cristaux d'acide urique ou des phosphates ammoniaco-magnésiens, des globules de mucus, des globules sanguins, de l'épithélium, mais pas de spermatozoïdes. Ledwig ne croit pas à la relation étiologique qui nous paraît exister entre la prostatite subaiguë et l'engorgement prostatique. Le Dr Guerlain (thèse, Paris 1860) décrit une des formes de la prostatite subaiguë dans son article consacré à la prostatorrhée aiguë, mais pas plus que Ledwig, pas plus que M. Deniau, il ne donne une description complète et saisissante de la maladie.

Nous n'en donnerons pas la définition avant de l'avoir décrite : elle sera mieux définie par la simple synthèse du tableau pathologique que nous allons tracer tel qu'il se présente habituellement à l'observateur.

Un individu de vingt à quarante ans, quelquefois même de cinquante ans, se présente, ayant eu une ou plusieurs uréthrites, qui ont duré un certain temps ou qui ont été traitées d'une façon trop énergique pendant la période d'état, par les balsamiques à haute dose spécialement. Il a vu son écoulement diminuer et il se serait considéré depuis longtemps comme guéri, si, sous l'influence d'un excès de fatigue, de veille, de table ou de certaines variations atmosphériques, il ne voyait reparaître un petit écoulement, des envies plus fréquentes d'uriner, une certaine gêne, une sensation de pesanteur au périnée et principalement à l'anus, une sensation anormale variant du simple chatouillement à un élancement douloureux dans le canal, qui ont éveillé son attention à ce sujet. Il a éprouvé, sans cause appréciable le plus souvent, des douleurs vagues dans les lombes, les fesses, les cuisses; il a cru à une légère atteinte de rhumatisme.

Ces symptômes se sont maintenus dans des limites qui lui ont permis de se livrer aux occupations habituelles et, surtout s'il appartient à la classe ouvrière, il a attendu de la nature un soulagement qui, à une première atteinte, n'avait pas tardé à se manifester : mais les troubles vésicaux sont devenus persistants, il y a de l'hésitation dans l'émission du premier jet, surtout si le malade est en vue, les dernières gouttes restent en chemin, la verge est le siége d'une sensation de chatouillement devenue presque habituelle, elle est congestionnée et en état de demi-érection; l'envie d'uriner est plus fréquente, la miction laisse une légère sensation de chaleur, sans douleur vive à la fin, dans la partie profonde de l'urèthre et consécutivement un soulagement qui n'est pas en rapport avec la petite quantité d'urine émise. La sensation de pesanteur dans le petit bassin, de gêne vers l'anus est plus marquée et continue: les douleurs lombaires, fessières, crurales s'accusent davantage. L'appétit est devenu capricieux, généralement peu développé; la constipation est habituelle, la tendance à l'hypochondrie a fait place à l'insouciance première; les pupilles sont dilatées; le facies est empreint de tristesse, le teint a perdu sa netteté.

C'est généralement alors que les malades réclament les soins du médecin. Souvent outre les sensations anormales qu'ils éprouvent, outre l'écoulement muqueux qu'ils voient se faire par l'urèthre, ils ont remarqué la sortie au commencement de la miction ou pendant la défécation d'une certaine quantité de matière blanchâtre, grenue ou filante qu'ils prennent généralement pour du sperme.

Un autre symptôme, véritable accident à l'occasion duquel le médecin est souvent appelé pour la première fois, et qui se manifeste quelquefois brusquement, c'est la rétention.

On peut dans quelques cas, par le toucher rectal et l'appréciation de la quantité et de la qualité du liquide, constater si l'on a affaire à une prostatite parenchymateuse, ou à une prostatite glanduleuse.

Il y a prostatite parenchymateuse, s'il y a, en même temps que les symptômes généraux, augmentation de volume de la totalité ou d'une partie de l'organe, ne coïncidant pas avec un écoulement abondant, mais s'accompagnant de douleurs souvent vives à la pression.

Il y a au contraire prostatite glandulaire, quand avec un écoulement abondant accompagné de phénomènes généraux plutôt que de phénomènes locaux, l'augmentation de volume et la sensibilité anormale de l'organe sont peu marquées.

A part ces deux circonstances, on ne peut dire si le siége de l'inflammation a envahi tous les éléments ou les glandules seulement.

Si comme il arrive souvent en pareille occasion

on néglige d'explorer très-attentivement la prostate, si on croit, suivant que le symptôme ténesme ou le symptôme écoulement l'emporte, que l'on a affaire à une cystite du col (?), ou à une blennorrhée uréthrale, on prépare pour l'avenir une affection prostatique grave, car on calme les symptômes, et on laisse la maladie suivre son cours. Ne supprimant pas la cause et ne luttant pas activement et obstinément contre ses effets, on permet à la maladie de devenir chronique, à l'engorgement et plus tard à l'hypertrophie de se développer et d'entraîner après elles leurs funestes conséquences.

On commettrait une grande faute, disait naguère M. Guyon, si on ne pratiquait pas le toucher chez un individu atteint de blennorrhagie datant de plusieurs mois. Nous avons été trop souvent à même de reconnaître les avantages de cette pratique sur laquelle déjà dès longtemps le Dr Mallez dans ses cours et ses cliniques avait, de son côté, appelé notre attention, pour ne pas la recommander à notre tour. Elle est négligée trop souvent et, malgré ce qu'elle peut avoir de répugnant pour le malade comme pour le médecin, nous ne craignons pas de soutenir que *le toucher doit toujours être pratiqué chez un individu atteint d'écoulement uréthral ancien.*

Mais les symptômes du début s'accusent de plus en plus, en ce sens qu'ils sont plus continus et que les intermittences sont moins franches. La douleur périnéale devient plus vive, surtout après une marche assez longue ou une course en voiture sur le pavé, elle ne cesse jamais complètement, et les exacerbations sont fréquentes. La dysurie devient habituelle, et le bien-être qu'amenait au début l'évacuation de l'urine ne se manifeste plus, car de nouveaux besoins ne tardent pas à se faire sentir et ramenent la douleur.

Les douleurs lombaires et crurales sont à peu près continues ; elles suivent quelquefois le trajet des nerfs, du sciatique principalement, et elles peuvent même, le fait a été noté plusieurs fois, aller jusqu'à produire un certain degré d'engourdissement et de faiblesse des membres inférieurs qui a pu en imposer pour une ataxie ou une paralysie commençante. Du reste, nous avons déjà souvent observé la fréquente concomitance de la sciatique ou des paralysies incomplètes des membres inférieurs et des diverses affections urinaires. Aussi explorons-nous et engageons-nous à explorer toujours l'appareil urinaire des malades présentant ces symptômes. La prostatite chronique tend de jour en jour à s'établir et à succéder à la prostatique subaiguë. La tendance de la prostatite subaiguë vers la guérison spontanée est, en effet, sans cesse entravée par les causes physiologiques que nous avons mentionnées et par les conditions anatomiques de la glande. Les érections, si le malade s'abstient du coït, se manifestent le plus souvent avec une intensité et une fréquence anormales, comme il arrive toujours d'ailleurs, quand il existe un foyer d'inflammation sur un point quelconque de l'urèthre ou de la verge ; l'exercice de la fonction génitale, s'il cède aux désirs, agissent dans le même sens. La constipation, habituelle en pareil cas, favorise encore la persistance de l'inflammation; et la disparition momentanée des symptômes fait seule, le plus souvent, croire à une guérison. La diminution ou la suppression complète des érections est très-rare, nous l'avons cependant observée quelquefois, mais c'était chez des individus très-affectés de leur état et convaincus d'avance de leur impuissance.

On ne peut fixer de limite exacte à la durée de la prostatite subaiguë, autrement dit saisir exactement le moment où elle passe de l'état subaigu à l'état chronique; elle varie de deux mois à plusieurs années. Dans l'un et dans l'autre, l'intermittence des symptômes est la règle, et ce n'est, bien entendu, que lorsque les exacerbations se manifestent que le malade s'en préoccupe et en informe le médecin; or, nous avons observé des cas dans lesquels des recrudescences, sans cause directe autre qu'un léger excès de fatigue ou de table, se traduisaient par des accidents aigus, et cela à des intervalles de plusieurs mois et même de plusieurs années. Tout dernièrement encore, un malade de 55 ans environ ressent les symptômes assignés aux recrudescences de la prostatite chronique; le surlendemain, il est pris de rétention d'urine; quelques jours après, orchite qui gagne successivement les deux testicules; le malade n'a pas d'uréthrite, il ne présente qu'un très-léger suintement filant et visqueux, venant probablement de la prostate. Déjà plusieurs fois, même à des intervalles très-éloignés (plusieurs années), il a été pris des mêmes accidents. Ce malade nous ayant seulement parlé de sa maladie, sans nous consulter à ce sujet, nous ne savons quel est l'état de la prostate; mais, d'après tous les symptômes qu'il accuse et les commémoratifs qu'il rapporte, il est évident pour nous qu'il est affecté aujourd'hui d'une prostatite chronique qui a succédé à une prostatite subaiguë datant déjà de très-loin, et que dans l'avenir, alors que l'affaiblissement génito-urinaire suivra son cours normal, alors que la tendance à la stase veineuse s'accentuera de plus en plus, l'engorgement et l'hypertrophie de la prostate surviendront et entraîneront de nouvelles rétentions d'urine, à moins qu'un traitement approprié ne soit régulièrement suivi dans les intervalles qui séparent les recrudescences.

Ce rapide aperçu de la marche de la maladie et de la transformation de la forme subaiguë dans la forme chronique, ajouté à ce que nous avons dit déjà de l'étiologie de l'engorgement et de l'hypertrophie, témoigne encore de l'utilité de reconnaître la prostatite subaiguë et de la traiter activement.

DIAGNOSTIC. — Après la description des symptômes déjà faite, quelques mots suffiront à montrer les bases essentielles du diagnostic; disons d'abord qu'il n'y a pas un seul symptôme caractéristique. Ledwich admet trois symptômes prédominants :

1° Incapacité de retenir les urines.

2° Douleurs vers le périnée revenant chaque jour.

3° Suintement uréthral.

Le seul signe pathognomonique d'une inflammation quelconque de la prostate consiste dans les modifications de forme et de volume, de consistance, de sensibilité de l'organe, modifications que l'on constate par le toucher rectal et qui s'accompagnent toujours des autres symptômes de la maladie.

L'écoulement prostatique ne peut avoir réellement d'importance diagnostique que lorsqu'on est bien sûr de sa provenance. Aussi ne saurions-nous trop recommander pour le reconnaître la petite manœuvre suivante : On comprime préalablement le canal de l'urèthre qu'on débarrasse ainsi, en allant du pubis jusqu'au méat, du liquide qu'il peut contenir et dont on ne saurait préciser la source. Puis on fait uriner le malade. On introduit ensuite le doigt dans le rectum et en même temps qu'on cherche à reconnaître les modifications de forme, de volume, de consistance, de sensibilité de la prostate, on exerce sur elle, puis sur les parties profondes du canal, une pression de haut en bas et d'arrière en avant. On comprime enfin d'arrière en avant la partie libre du canal. Cette manœuvre permet de constater des écoulements prostatiques, même légers, et d'éviter des erreurs sur le siége de la lésion. Elle doit être mise en usage dès la première exploration rectale, pour éviter de répéter le toucher et même d'obtenir un faux résultat, comme il arriverait dans le cas par exemple où on aurait, en cherchant à déterminer les modifications physiques et physiologiques de l'organe, comprimé suffisamment la glande pour l'avoir débarrassée de tout le liquide qu'elle contenait.

Cette manœuvre, quoique signalée déjà dans quelques écrits, n'est pas encore dans la pratique habituelle. M. Richet, dans ses leçons cliniques, l'a préconisée ; et, quant à nous, nous l'avons souvent employée avec avantage depuis le jour où nous l'avons vu pratiquer avec un plein succès par le Dr Chéron, dans un cas où le diagnostic était entouré des plus grandes difficultés. Aussi la recommandons-nous d'une façon toute spéciale.

Le toucher, comme nous l'avons déjà dit, permet de distinguer quelquefois l'hypertrophie, dite parenchymateuse, de l'hypertrophie glandulaire.

L'inflammation prostatique peut être causée, accompagnée ou suivie par la présence de calculs, de dépôts caséeux, et donner lieu à des symptômes de prostatite subaiguë. Dans le cas de calcul, le toucher joint au cathétérisme permet le plus souvent de dissiper les doutes, dans le cas de dépôts caséeux, le diagnostic ne peut guère être établi que grâce aux lésions des organes voisins. Le toucher permet encore de reconnaître l'état des vésicules séminales, qui participent quelquefois à l'inflammation de la prostate, et qui, même dans quelques cas, isolément enflammées, donnent lieu à plusieurs des symptômes de la prostatite. Isolée ou non, l'inflammation d'une ou des deux vésicules se traduit toujours par une douleur vive à la pression, pendant le toucher pratiqué au-dessus de la prostate. Nous avons tout récemment constaté à l'autopsie d'un homme de 35 ans, mort d'une fièvre typhoïde, un cas remarquable d'inflammation chronique de la vésicule gauche qui avait triplé de volume; son contenu, examiné au microscope, présentait de nombreux globules de sang déformés, des cellules épithéliales et une grande quantité de détritus amorphes, baignant dans un liquide peu consistant et coloré en brun; il n'y avait pas trace de spermatozoïdes. La vésicule droite était réduite de moitié de son volume normal, le liquide qu'elle contenait ne présentait pas d'altération; la prostate n'était nullement modifiée.

La douleur que provoque le cathétérisme au moment où l'instrument franchit la portion prostatique est très-remarquable et, peut aider beaucoup à reconnaître le siége de la lésion, seulement elle ne se produit pas uniquement dans la prostatite, mais encore dans le cas de lésion circonscrite de l'urèthre, par exemple, se traduisant par la goutte militaire.

Après le toucher, le second élément de diagnostic tiré des signes objectifs consiste dans l'examen du liquide : cet examen a souvent une grande importance ; mais il faut se rappeler que l'écoulement, indice de l'existence de la maladie, n'est pas toujours en rapport de quantité avec le degré d'inflammation de l'organe, et qu'il ne peut pas, dans bien des cas, servir à assigner un siége anatomique précis à l'affection. L'écoulement dans la prostatite subaiguë est plus louche et plus visqueux qu'à l'état normal, en même temps qu'il est plus abondant. Le microscope y fait reconnaître la présence de leucocytes.

Parmi les symptômes subjectifs pouvant servir au diagnostic, les plus importants se trouvent dans la manière dont s'opère la miction et dans les sensations douloureuses éprouvées du côté du périnée et du rectum. Le ténesme vésical est fréquent dans la prostatite subaiguë, et il y a souvent, comme le dit Ledwich, incapacité de retenir les urines ; mais ce n'est pas là le symptôme caractéristique, car il se montre encore avec bien plus d'intensité dans la cystite aiguë que dans la prostatite. L'hésitation, le retard dans l'issue du jet, au moment où le malade veut uriner, sont fréquemment au contraire des signes de la prostatite, de même que le séjour de quelques gouttes d'urine dans le canal à la fin de la miction.

Les douleurs locales n'ont rien de caractéristique ; la sensation de pesanteur dans le rectum et vers l'anus, la sensation du besoin de défécation, imparfaitement satisfait, sont pour ainsi dire pathognomoniques. Les fourmillements ou les douleurs ressenties dans la verge et dans le gland sont purement sympathiques, et peuvent se rapporter à une inflammation d'une partie profonde, quelle qu'elle soit, du canal, de la prostate ou de la vessie ; cependant, il faut reconnaître qu'ils sont plus fréquents et plus constants dans le cas de prostatite. Les mêmes réflexions pourraient s'appliquer aux douleurs lombaires, fessières et crurales qui sont habituelles dans la prostatite. L'état de demi-érection de la verge est habituel, il s'accuse cependant davantage immédiatement avant et après la miction.

La présence de pierres dans la vessie donne souvent lieu aux mêmes symptômes, avec cette différence cependant, suffisante pour les distinguer, que dans le cas de calcul, le cathétérisme décèle le plus souvent sa présence, que les douleurs se calment dès que le malade est couché et immobile, que le jet de l'urine est souvent entrecoupé, intermittent, que l'hématurie se montre assez fréquemment, que c'est surtout à la fin de la miction que s'exaspère la douleur.

Dans la cystite, le ténesme est plus intense et la douleur pendant la miction plus brûlante, l'urine est souvent teintée de sang ; la douleur à l'anus est plutôt une sensation de brûlure qu'une sensation de pesanteur.

La fièvre se montre fréquemment dans la cystite ; elle est rare dans la prostatite subaiguë. La cystite du col accompagne souvent la prostatite, et elle ne saurait être diagnostiquée comme lésion isolée sans que le toucher ait démontré l'absence de lésion prostatique.

En résumé, le diagnostic de la prostatite subaiguë peut être établi : 1° grâce aux commémoratifs : uréthrite, ancienne ou intense généralement ; médication intempestive assez souvent ; affections de voisinage antérieures quelquefois ; l'invasion spontanée est très-rare. 2° Grâce aux symptômes objectifs : modifications physiques de la prostate constatées par le toucher, et suintement uréthral spontané, et surtout provoqué. 3° Grâce aux symptômes subjectifs : douleur, difficulté de retenir les urines, alternant avec la difficulté d'émettre les premières gouttes, séjour dans le canal des dernières gouttes d'urine, douleurs pendant le toucher rectal et le toucher uréthral pratiqués, l'un directement par le doigt, l'autre indirectement par le cathéter (1). 4° Par la marche de la maladie caractérisée par son invasion insidieuse et les exacerbations suivies de rémissions à peu près complètes.

La gravité du *pronostic* de la maladie est en rapport avec son ancienneté et la persistance des causes qui l'ont produite. La prostatite subaiguë, en effet, quoique ne menaçant pas directement

---

(1) Il faut se rappeler que la gêne apportée dans la miction n'est pas en rapport direct avec le degré de développement prostatique perceptible par le toucher. De même que dans l'engorgement chronique ou l'hyp rtrophie, la tuméfaction de la portion prérectale de la prostate entrave beaucoup moins la sortie de l'urine que celle de la portion vésico-uréthrale.

la vie du malade, est grave, en ce qu'elle peut brusquement quelquefois, et à la longue presque toujours amener, si elle n'est soignée, des accidents graves du côté de la vessie, et des autres organes de l'appareil génito-urinaire, et dans la vieillesse l'engorgement prostatique et ses conséquences, peut-être même l'hypertrophie.

Prophylaxie et traitement.

D'après ce que nous connaissons des causes de la prostatite subaiguë, nous voyons que la prophylaxie a une importance considérable qui servira d'excuse, nous l'espérons, au long développement que nous avons donné à la première partie de ce travail. Nous avons établi que la plupart des inflammations de la prostate qui, sous la forme aiguë, subaiguë ou chronique, conduisent fréquemment aux altérations de la prostate chez le vieillard, sont la conséquence d'uréthrites incomplètement guéries ou traitées par des moyens trop violents, ou peu en rapport avec la période de la maladie et son degré d'intensité. Par conséquent, nous sommes convaincu qu'on ne saurait porter trop d'attention aux dernières périodes des inflammations uréthrales, et que médecins et malades doivent se tenir en garde contre les accidents qui peuvent naître, soit d'une médication intempestive, soit de la continuation d'une uréthrite passée à l'état de goutte militaire. Nous ne saurions attribuer à une autre cause qu'aux soins réguliers, longtemps prolongés et donnés sous une surveillance active la rareté relative des prostatites chez les vénériens de l'armée. Nous considérons comme très-important que le malade ne se livre pas au coït pendant quinze jours au moins après la cessation de tout écoulement, et qu'il ne se laisse aller à aucune sorte d'excès. Nous n'avons pas à entrer ici dans le détail de ces médications, nous ne voulons parler que du traitement de la prostatite subaiguë.

Il arrive très-souvent que la cause qui a donné naissance à la maladie persiste encore lorsqu'on est consulté : on a alors une première indication à remplir, qui s'impose d'elle-même ; c'est de faire disparaître cette cause. Mais nous voilà encore ramené, malgré nous, à dire quelques mots du traitement de la blennorrhée ; nous serons bref.

Si les symptômes de rétrécissement uréthral existent, on doit toujours sonder le malade, et cela avec une bougie en gomme plutôt qu'avec une sonde métallique ou autre, qui toujours est plus difficilement supportée par le malade.

S'il y a un rétrécissement : faire la dilatation progressive, la divulsion, l'uréthrotomie ou l'électrolyse, suivant les cas. Mais toujours éviter des séances trop prolongées, parce que en pareille circonstance, les complications aiguës du côté de la prostate et des testicules sont plus à craindre qu'elles ne le sont habituellement. S'il y a une bride uréthrale, il faut en opérer l'incision.

Le canal étant libre, la guérison survient quelquefois spontanément, si bien que plusieurs chirurgiens, Montanier entre autres, qui a publié le résultat de sa pratique à ce sujet, considèrent la dilatation de l'urèthre comme le moyen par excellence à diriger contre la blennorrhée. Cependant, il faut le plus souvent recourir à d'autres médications, les unes topiques, externes et internes, les autres internes.

Parmi les APPLICATIONS TOPIQUES INTERNES, les unes ont pour but de modifier par une légère cautérisation, ou seulement par astriction, les surfaces enflammées. Telles sont : les cautérisations avec le porte-caustique de Lallemand, de M. Demarquay, etc., les instillations de M. Guyon, la cautérisation pratiquée avec le secours de l'endoscope par M. Désormeaux, par M. Mallez et autres, soit avec une pommade au nitrate d'argent, soit avec une solution nitratée, soit avec une bougie molle, dont on a préalablement garni l'extrémité de nitrate d'argent pulvérisé; les injections caustiques; les injections astringentes.

Les autres sont destinées à isoler les surfaces en les recouvrant d'une substance quelconque : telles sont les injections de sous-nitrate de bismuth, les insufflations de poudres inertes ou médicamenteuses, les injections solidifiables, les bougies porte-remède. — D'autres enfin, intermédiaires aux deux précédentes, participent à la fois des propriétés de chacune, telles qu'injections solidifiables, bougies porte-remède légèrement caustiques ou astringentes.

Les APPLICATIONS TOPIQUES EXTERNES consistent

en frictions pratiquées avec des pommades résolutives sur les parties de la verge ou du périnée en rapport avec les tissus péri-uréthraux indurés, présentant des nodosités généralement très-faciles à constater par la palpation chez des individus qui ont eu des uréthrites très-aiguës, ou qui ont une uréthrite déjà ancienne.

L'iode, les iodures de potassium et de plomb, unis à la belladone, le mercure associé à la digitale, le chlorhydrate d'ammoniaque avec l'une de ces substances, sont les principes médicamenteux de ces préparations.

La MÉDICATION INTERNE joue généralement, dans le traitement de la blennorrhée, un rôle secondaire. Elle se résume dans l'administration des balsamiques.

Une MÉDICATION GÉNÉRALE stimulante, tonique, reconstituante est dans certains cas un adjuvant indispensable : elle consiste en hydrothérapie, amers et ferrugineux, phosphate de chaux, phosphate de fer et de chaux, et autres reconstituants.

TRAITEMENT. — Le traitement de la prostatite subaiguë est spécialement local, il consiste principalement en applications topiques faites soit sur la peau, soit sur le rectum, soit sur la muqueuse uréthrale.

Quelques moyens, tels que les émissions sanguines et les bains, ont joui d'une si grande faveur que nous en dirons tout d'abord quelques mots.

Les antiphlogistiques locaux, les bains généraux et locaux, les révulsifs ont été fréquemment employés.

Malgré l'opinion de Bégin, Ollivier, Velpeau, Vidal de Cassis, nous pensons que les saignées locales ne peuvent avoir d'utilité que si, pendant le cours de la prostatite subaiguë, se manifestent des complications inflammatoires. En dehors de ces cas, elles doivent être abandonnées; car, pour être efficaces, elles devraient être sans cesse renouvelées.

Dans le cas où elles seraient indiquées, on devrait recourir à une application de sangsues faite en s'aidant du gros spéculum hémisphérique, permettant de découvrir entièrement et aisément toute la paroi rectale antérieure jusqu'au-dessus de la prostate. Nous avons vu plusieurs fois le Dr Cousin employer cet instrument avec un plein succès, et nous en recommandons l'emploi d'une manière toute spéciale.

Les bains généraux ne remplissent pas dans la prostatite subaiguë d'indications spéciales : ils peuvent, dans certains cas, calmer les douleurs; mais, pour cela, ils doivent être tièdes et polongés. Or, dans ces conditions, ils favorisent la stagnation veineuse, et ne peuvent par conséquent pas être employés sans inconvénient. Les bains de siége tièdes exercent une action locale à peu près analogue à celle des grands bains, pris dans les mêmes conditions de température et de durée. Ils doivent être réservés aux cas où la douleur est vive et constitue l'un des symptômes prédominants.

En pareil cas, pour en augmenter l'action et obtenir les mêmes effets en les répétant plus rarement, nous conseillons les bains de siége avec une infusion de tilleul, ou mieux encore, une infusion de feuilles de jusquiame.

En abaissant leur température, on modifie sensiblement leur action, et l'on retire de grands avantages de l'emploi des bains de siége frais, peu prolongés et souvent répétés. Ils activent la circulation veineuse et agissent comme stimulants et résolutifs.

Les résolutifs : vésicatoires, sétons, cautères, etc., sont des moyens trop barbares, eu égard au soulagement qu'ils peuvent procurer. Ils détournent plutôt l'attention du malade que la maladie.

Les applications hydrothérapiques locales, sous forme de douches périnéales chaudes, froides ou écossaises, exercent une action stimulante et résolutive, et sont d'une grande utilité comme moyens auxiliaires de traitement. Celles auxquelles nous donnons la préférence sont les douches froides, le plus souvent; les douches écossaises, quand il y a indication de réveiller la sensibilité cutanée et d'agir ainsi réflectivement sur les parties profondes.

La douche ascendante, ou intra-rectale tiède, combat d'une manière très-efficace la constipation, et stimule, par le fait même de la percussion, les contractions intestinales.

Appliquée au traitement de la prostatite subaiguë, elle doit être employée avec une force graduellement croissante, mais jamais très-considérable : elle pourrait provoquer des accidents aigus. La douche ascendante froide exerce les mêmes effets physiques d'entraînement, de percussion, et donne lieu aux mêmes phénomènes que la précédente; mais elle agit, de plus, très-activement, par la température, sur la contractilité musculaire et sur la circulation.

La douche tiède doit être employée au début du traitement, et remplacée par la douche froide, dès que les effets plus énergiques de celle-ci ne sont plus à redouter.

Les frictions périnéales avec les iodures de plomb et de potassium ont été souvent pratiquées : elles sont sans utilité et doivent être rejetées. Le sachet du chlorhydrate d'ammoniaque, maintenu en contact avec le périnée, n'est plus employé aujourd'hui.

Les frictions avec les pommades mercurielles, simple ou belladonée, la pommade belladonée simple ou opiacée, etc., etc., s'adressent aux phénomènes douloureux ou inflammatoires plutôt qu'à la maladie elle-même. Il en est de même des cataplasmes et autres applications émollientes ou narcotiques.

Topiques rectaux. — Parmi les topiques rectaux, on retrouve les diverses pommades employées en applications extérieures. — Ducamp dit avoir obtenu de bons résultats de frictions intra-rectales répétées, avec un mélange d'axonge et de calomel.

Les lavements laudanisés combattent efficacement la douleur, car il est à remarquer que l'opium est le sédatif par excellence des voies urinaires; mais il a l'inconvénient de provoquer et d'entretenir la constipation et de diminuer promptement l'énergie des contractions vésicales; aussi son emploi ne doit-il jamais être longtemps continué.

Vidal de Cassis conseille, dans la prostatite blennorrhagique, un lavement composé de :

Laudanum. . .	30 gouttes.
Amidon	60 grammes.
Eau.	q. s.

M. Mallez prescrit fréquemment le lavement de :

Huile d'olive ou d'amandes douces. 60 à 80 gr.

Chlorhydrate de morphine. . . . 0,20 centigr.

à prendre le soir et à garder, autant que possible, pendant la nuit.

M. Guyon, dans diverses affections urinaires, prescrit avec avantage le chloral en lavement, applicable à la prostatite.

On peut le formuler ainsi :

Chloral. . .	2 à 4 grammes
Eau.	60 à 80 grammes.

Nous recommandons spécialement ces deux dernières formules, qui offrent moins d'inconvénients que les lavements opaciés en général, et ont en même temps une action plus constante.

Les lavements résolutifs au chlorhydrate d'ammoniaque ont tour à tour été employés, abandonnés et repris : ils ont une action incertaine, il en est de même des lavements iodurés.

Les lavements astringents avec ratanhia, tannin ou toute autre substance analogue, amènent la constipation et sont d'une action incertaine. La formule suivante, donnée par Miquel, d'Amboise, est cependant restée dans la pratique :

Extrait de ratanhia.	1 gramme.
Laudanum de Rousseau. . .	4 gouttes.
Eau.	un verre.

Les lavements consistants sont les meilleurs : ils sont tous les analogues du cataplasme rectal du Dr Guillon père, composé de fécule de pomme de terre (cuite dans l'eau de guimauve très-épaissie). On peut remplacer la fécule de pomme de terre par de la farine de riz ou de l'amidon et leurs associer diverses substances médicamenteuses, astringentes, résolutives, etc., et faire ainsi une sorte de suppositoire peu coûteux et facile à préparer partout. La seringue spéciale de M. Guillon, servant à son application, est munie d'un embout très-large, mais elle peut être remplacée par une seringue ordinaire en métal, pourvu que l'ouverture de la canule soit suffisamment large. Le malade peut se l'administrer lui-même en remplaçant la canule droite par une canule recourbée. Avant d'administrer ce lavement comme tout autre d'ailleurs, destiné à être conservé, le rectum doit être préalablement débarrassé des matières fécales par un lavement simple à l'eau tiède.

Si ce cataplasme rectal n'était pas spontanément évacué, on aurait recours, avant de le renouveler, à des lavements ordinaires.

En résumé, les lavements purgatifs et laxatifs sont souvent utiles dans le traitement de la prostatite subaiguë, pour combattre la constipation concomitante. Les lavements ordinaires, additionnés de substances médicamenteuses, résolutives ou astringentes, sont insuffisants.

Les lavements narcotiques ou calmants avec l'opium, la morphine, le chloral, etc., sont souvent indiqués pour combattre la douleur et les envies fréquentes d'uriner.

Les lavements consistants sont, seuls, réellement utiles dans la prostatite subaiguë, en ce sens qu'ils immobilisent et compriment légèrement l'organe malade, et qu'ils permettent de maintenir longtemps les substances médicamenteuses en contact avec les parois du rectum. M. le Dr Guillon père dit les avoir employés avec succès dans l'hypertrophie prostatique et l'inflammation des vésicules amenant des pertes séminales. Autant nous croyons qu'ils peuvent être favorables dans l'inflammation, soit de la prostate, soit des vésicules, autant nous les jugeons insuffisants dans l'hypertrophie. Ils établissent la transition entre les lavements et les suppositoires.

Les suppositoires rectaux les plus employés sont les suppositoires iodurés, belladonés, opiacés belladonés ; les suppositoires au copahu (Colombat), au bromure de potassium (Legrand du Saulle), les suppositoires hydrargyriques belladonés, et les suppositoires porte-remèdes Reynal.

Un seul, celui à l'iodure de potassium, pourrait avoir une action directe, mais, comme l'ont fait très-justement remarquer MM. Mallez et Tripier, il devient promptement irritant et ne peut être appliqué au plus que de deux jours l'un.

Le suppositoire au copahu aurait, paraît-il, donné de bons résultats dans certains cas de prostatorrhée; ne l'ayant jamais employé, nous ne pouvons rien affirmer à son sujet.

Les suppositoires à l'opium ou à la belladone, isolés ou associés au datura stramonium, sont utiles contre les douleurs recto-périnéales.

Les suppositoires au bromure de potassium ont donné à M. Legrand du Saulle de bons résultats dans le cas de priapisme, d'érections douloureuses et de douleurs vésicales; ils peuvent donc, à l'occasion, être prescrits avec avantage contre ces symptômes, quand ils accompagnent la prostatite.

Les suppositoires hydrargyriques belladonés répondent aux mêmes indications que la pommade mercurielle belladonée employée en applications externes. Son action résolutive s'exerce moins bien à travers les parois du rectum qu'à travers la peau.

Les porte-remèdes Reynal, rendus actifs par diverses substances, ont l'avantage de fondre plus régulièrement et moins vite que les précédents; mais, en règle générale, nous préférons aux suppositoires, quels qu'ils soient, les cataplasmes rectaux.

Topiques uréthraux. — Parmi les moyens topiques destinés à agir par l'urèthre ou sur l'urèthre se trouvent les injections, le cathétérisme et les applications qu'il permet de porter sur la muqueuse uréthrale.

Les injections, bien qu'étant encore aujourd'hui très-employées, sont presque toujours inutiles et souvent défavorables dans la prostatite : inutiles, en ce qu'elles ne dépassent guère le bulbe et n'arrivent, par conséquent, que par exception sur la partie malade ; dangereuses, en ce sens que, n'étant pas suffisamment actives, elles permettent à la maladie de passer à l'état chronique.

Les injections émollientes, vantées par Bell, sont proscrites énergiquement par Vidal de Cassis dans le cas de prostatite blennorrhagique : « Rien, dit-il, n'étant plus nuisible, en pareil cas, que les liquides introduits dans l'urèthre. »

Le cathétérisme peut être employé pour émousser la sensibilité uréthrale : Civiale, E. Home et M. Mercier veulent qu'on le pratique avec une sonde flexible, à courbure fixe; Leroy d'Étiolles préférait, en pareil cas, comme pouvant mieux s'adapter aux divers changements de forme, sa sonde à courbure modifiable.

Le cathétérisme avec des bougies molles doit toujours être pratiqué plusieurs fois avant d'avoir recours aux applications topiques, qu'il permet d'opérer. C'est une pratique que la prudence recommande comme indispensable.

Les topiques, qui ont été portés sur la muqueuse uréthale, correspondent assez exactement à ceux que nous venons de mentionner dans l'énumération des pommades et des suppositoires ; mais il faut y ajouter les caustiques.

« C'est, dit M. Mallez (*Thérapeutique des maladies de l'appareil urinaire*, Dr Mallez et Delpech, 1872, ch. IV), au milieu du XVIe siècle qu'on trouve les premières tentatives d'applications médicamenteuses dans l'urèthre ; les chirurgiens s'évertuent à inventer des instruments ingénieux pour porter les substances astringentes, cathérétiques ou caustiques dans le canal. Ce sont, tantôt des poudres incorporées à des excipients divers, des solutions émollientes ou astringentes ; poudres et solutions de compositions très-variables, plus ou moins actives, selon l'ancienneté de l'affection : c'est l'alun, l'antimoine, le sublimé, la sabine, qui en font le plus souvent la base. Le safran et le pompholix, considérés comme des desséchants, sont recommandés mêlés au plantain ou à tel autre suc. »

Depuis les premières tentatives jusqu'à nos jours, il n'est pour ainsi dire pas de substances que l'on n'ait portées par divers moyens sur l'urèthre, dans le but, soit de ramollir, soit de détruire, soit de faire résorber la production ou induration anormale.

Les bougies de cire, rendues médicamenteuses par l'adjonction de substances actives ; la sonde à baudruche, que Mazillaud-Crespict (1829) introduisait et gonflait dans le canal, pour mettre ses parois en rapport avec les substances médicamenteuses cachées dans les plis de la baudruche au moment de l'introduction ; la sonde percée de plusieurs trous, munie d'un mandrin (dont se servait Ducamp, 1823), pour porter dans l'urèthre diverses pommades, la pommade au calomel spécialement dans les cas de prostatite ; le porte-caustiques de Lallemand et ses modifications ; la seringue à jet recurrent de Langlebert ; la sonde à boule percée de trous, de M. Guyon ; la bougie à rainures de Legrand, de M. Mallez ; les sondes de Garreau, de Dittl, ouvertes aux deux extrémités et munies d'un mandrin ; les tampons uréthraux portés à l'aide de la canule de l'endoscope (Desormeaux) : tels sont les divers instruments qui ont été employés, ainsi qu'ils avaient été faits tout d'abord, ou légèrement modifiés, pour les applications topiques sur les parties profondes de l'urèthre.

Quels que soient les instruments et les préparations mis en usage, les manœuvres doivent toujours être de courte durée, tandis que, à moins le cas de cautérisation, les substances médicamenteuses doivent toujours être laissées le plus longtemps possible en contact avec la partie malade.

Toutes les bougies médicamenteuses anciennes peuvent être aujourd'hui avantageusement remplacées par les bougies porte-remèdes composés *gommo-gélatineux-glycérinés*, servant au besoin de support à toute espèce de substances médicamenteuses, qui sont d'une introduction facile par le malade lui-même, et qui fondent entièrement et peu à peu dans le canal par le seul fait de la température et de l'humidité.

Les substances qui, dans la prostatite subaiguë, doivent être employées de préférence sont, au début, la belladone, et, plus tard, le sulfate de zinc uni à la belladone ãã 25 milligrammes.

La cautérisation peut être appliquée de deux manières : profonde ou superficielle. Dans la prostatite subaiguë, cette dernière seulement pourra quelquefois donner de bons résultats, mais alors seulement que la tendance au passage à l'état chronique est manifeste. Elle ne doit être pratiquée, à part certaines indications spéciales, qu'en dernier ressort, lorsque les autres moyens sont restés sans effet, parce qu'elle amène assez souvent des recrudescences du côté de la prostate elle-même et du côté de la vessie. Mais, quand les signes de l'inflammation sont peu marqués et que l'on pense avoir affaire à une affection encore superficielle, quand l'écoulement est abondant et la douleur peu intense, elle offre de réels avantages sur les autres moyens. Elle doit être pratiquée, soit avec le porte-caustique de Lallemand, soit avec une bougie ramollie à son extrémité antérieure et roulée dans le caustique pulvérisé.

C'est presque exclusivement le nitrate d'argent que l'on emploie. Il peut être appliqué en solution à l'aide d'un petit tampon de coton que l'on dirige sur les points malades à travers la canule d'un endoscope.

Dittl de Vienne a modifié légèrement l'instrument de Garreau et a préconisé l'emploi de suppositoires uréthraux composés de :

Azotate d'argent,	1/3 de grain,
Axonge,	4 grains,

mis et laissés en contact avec la région prostatique de l'urèthre. Nous n'avons pas vu de bons résultats de cette méthode, expérimentée sur trois malades par le Dr Mallez à sa clinique : sur les trois, l'un a subi cinq applications sans aucun résultat ; chez les deux autres, il y a eu, après la première, une légère hématurie et des douleurs vives. Le traitement n'a pas été continué.

Ce moyen, avec quelques modifications dans l'instrumentation et dans la composition des suppositoires surtout, pourra être utile ; mais il ne constitue pas, comme paraît le croire son auteur, un procédé nouveau.

L'onguent napolitain, porté dans l'urèthre par Garreau, à l'aide d'un instrument analogue, antérieurement mis en pratique, ne donne pas de résultats favorables dans la prostatite subaiguë.

Les inconvénients de ces divers instruments se résument, par rapport à cette affection, dans l'inflammation qu'ils provoquent tous du côté de la muqueuse uréthrale pendant les diverses manœuvres que nécessite leur emploi ; car, nous l'avons déjà dit plus haut, le cathétérisme n'est favorable dans la prostatite que s'il est pratiqué avec des bougies flexibles et uniformément lisses.

Nous sommes ainsi conduits à cette conclusion, que, de tous les moyens topiques appliqués directement sur les parties profondes de l'urèthre, dans la prostatite subaiguë, le meilleur est celui qui irrite le moins l'urèthre par son passage, et qui reste en même temps le plus longtemps en contact avec la partie malade. C'est pour ces motifs que nous donnons la préférence aux composés gommo-gélatineux-glycérinés.

Quand les indications de porter le caustique se présentent, telles que nous les avons mentionnées plus haut, c'est à la bougie ramollie et roulée dans le nitrate d'argent pulvérisé que nous préférons recourir.

Electricité.

Les courants électriques continus et les courants intermittents ont été employés depuis quelques années dans le traitement des affections de la prostate. MM. Chéron et Moreau-Wolf ont obtenu de très-bons résultats des courants continus dans le cas d'engorgement prostatique, et ont consigné leurs observations dans un mémoire fort intéressant par la nouveauté du sujet. Nous avons suivi quelques-uns de leurs malades pendant la durée du traitement; nous en avons vu plusieurs depuis, et nous sommes heureux de pouvoir dire que ces praticiens distingués n'ont pas trop préjugé des avantages de leurs nouvelles applications électriques. Les courants induits ont été appliqués dans les mêmes circonstances, et, au dire des médecins qui les ont employés, ils produiraient le même effet que les courants continus, avec cette différence, tout en leur faveur, qu'ils seraient beaucoup plus actifs. Ne les ayant pas nous-même encore appliqués dans la prostatite, nous ne pouvons les juger qu'*à priori*, nous basant sur les analogies qui existent entre l'engorgement prostatique et l'engorgement utérin.

Nous pouvons ainsi supposer leur action favorable, nous basant d'ailleurs sur les faits observés à notre connaissance par M. Tripier, dès 1861, et M. Paquelin, qui, tout récemment encore, a publié deux cas remarquables dans la *Tribune médicale*, pages 561 et 583. Les courants induits de quantité ont promptement augmenté l'énergie des contractions vésicales et ramené dans un cas la vigueur génitale endormie depuis dix-huit mois; mais il s'agissait dans ces cas d'affections anciennes d'engorgement chronique, et non de prostatite subaiguë.

En présence de ces faits, nous devons nous demander quels sont les courants à employer dans la prostatite subaiguë; nous basant sur l'action plus régulièrement résolutive, plus durable et moins énergique des courants continus, nous nous prononçons en faveur de ces derniers dans la maladie qui nous occupe.

Le pôle négatif est mis en communication avec la face antérieure du rectum, au niveau de la prostate, à l'aide d'un excitateur courbe à renflement olivaire introduit dans l'anus ; le pôle positif est retenu contre le plancher périnéal.

Le nombre de piles à employer varie avec leur puissance et ne peut être indiqué à l'avance (8 à 10 éléments de Remak, d'après MM. Chéron et Moreau-Wolf). Les sensations qu'éprouve le malade sont les meilleurs indices d'un courant trop faible ou trop fort ; elles doivent être maintenues dans les limites d'un simple chatouillement, et ne pas être poussées jusqu'à la douleur. Au point d'application du pôle positif se manifeste cependant un peu de chaleur, suivi de rubéfaction légère de la peau.

M. Tripier a fait remarquer que, sous l'influence des courants électriques, la sensibilité uréthrale s'émousse, et la douleur, succédant à la présence prolongée d'une sonde dans l'urèthre, ne se manifeste que lorsque le courant est interrompu. Il a pu ainsi, sans inconvénient, laisser un excitateur uréthral en place pendant 10 minutes ; mais il pense qu'il est prudent de ne continuer les applications que pendant 5 minutes au maximum. M. Chéron a fait les mêmes observations à propos des courants continus. Cette pratique est néanmoins aujourd'hui abandonnée.

Le TRAITEMENT INTERNE doit être le plus souvent associé au traitement externe.

Les substances ou les produits qui sont généralement employés dans la prostatite subaiguë ou chronique et l'engorgement prostatique comprennent : l'iodure de potassium, le chlorhydrate d'ammoniaque, les sels mercureux et mercuriques, la ciguë, destinés à agir comme altérants ou fondants; les bromures de potassium et de sodium, destinés à agir comme sédatifs spéciaux.

L'iodure de potassium doit être donné à petites doses, 50 centigrammes à 1 gramme par jour, et son usage doit être longtemps continué. On le prescrit à plus faible dose encore, 10 centigrammes par jour dans de l'eau, ou mieux dans du sirop d'écorces d'oranges amères. Quoiqu'il soit encore aujourd'hui très-employé, nous ne le croyons pas d'une grande utilité dans le traitement de la prostatite subaiguë.

Le chlorhydrate d'ammoniaque a été employé à diverses époques et à des doses très-différentes. En 1821, le Dr Fescher, de Dresde, le préconisait presque comme un spécifique des tuméfactions prostatiques. Il nous a paru plus actif contre l'engorgement prostatique que l'iodure de potassium. Il a été prescrit à la dose de 2 à 4 grammes, quelquefois de 4 à 8 grammes.

De Vanoye le prescrit ainsi :

Eau de pluie,	250 gr.
Sel ammoniac,	15 gr.

Une cuillerée d'heure en heure. Arriver jusqu'à la dose de 15 à 16 grammes en vingt-quatre heures. S'arrêter quand il y a diarrhée, vomissements, état scorbutique. Purger alors et donner ensuite un traitement tonique.

Dans la prostatite subaiguë, le chlorhydrate d'ammoniaque, employé progressivement en commençant par des doses modérées, 1 à 2 grammes par jour, donne de bons résultats; mais, comme tous les diurétiques, il ne doit pas être prescrit quand il existe des phénomènes inflammatoires accusés. C'est, en résumé, un bon adjuvant du traitement local, mais dont l'emploi doit être surveillé.

A l'époque où l'on considérait toutes les maladies vénériennes comme identiques dans leur essence, et où l'on croyait à la nature spécifique de l'affection de la prostate, le traitement mercuriel lui avait été appliqué. Il n'a généralement pas été, au dire des auteurs, suivi de succès qui puissent être attribués à une action spéciale. Il en est de même du calomel à dose altérante, qui peut être employé utilement contre les poussées inflammatoires.

M. Demarquay, cependant, dans deux cas, dont il a bien voulu nous communiquer l'observation, a obtenu par le traitement mercuriel et ioduré la résolution d'engorgements prostatiques déjà anciens et gênant considéralement les fonctions de la vessie et de l'urèthre. Les antécédents de l'un des malades laissent des doutes sur l'existence d'une syphilis antérieure. Ceux du second, joints au succès du traitement spécifique, font penser à M. Demarquay que l'affection qu'il a eue sous les yeux était de nature syphilitique. Ce fait très-intéressant n'est pas pour nous une preuve de l'existence de l'engorgement syphilitique de la prostate; mais il mérite de fixer l'attention et de servir de point de départ à de nouvelles recherches. S'il y a coexistence d'altérations manifestement syphilitiques et d'engorgement prostatique, et si, sous l'influence du traitement spécifique, ces diverses manifestations s'amendent rapidement, on peut conclure à la syphilis prostatique; mais nous n'en sommes pas là encore, et nous pouvons attribuer à l'action résolutive du mercure et de l'iodure le succès obtenu. M. Ricord n'a jamais observé une véritable syphilis prostatique ; c'est assez dire que, si elle existe, elle est tout à fait exceptionnelle.

Les préparations de ciguë, et de nos jours la conicine, ont été vantées comme résolutifs et ont même été employées pour combattre des tumeurs dites cancéreuses : nous n'avons vu dans aucun cas de tuméfaction de la prostate obtenir des résultats positifs de leur emploi. La ciguë est très-souvent donnée associée au calomel; l'action résolutive de ce composé pourrait être utilisée dans la prostatite subaiguë. Nous nous proposons de l'administrer à l'occasion.

Les balsamiques ne sont indiqués que lorsqu'il y a, en même temps qu'un écoulement abondant, absence à peu près complète d'inflammation, et encore ne doivent-ils être administrés qu'en petites quantités et à doses réfractées. Ils peuvent aussi être très-utiles contre le ténesme vésical.

Les bromures alcalins de sodium, potassium, ammonium, sont très-utiles pendant le traitement de la prostate subaiguë, mais surtout à son début. Ils amènent sans danger un certain degré d'analgésie dans l'appareil génito-urinaire.

M. Mallez, d'après l'avis de M. Legrand du Saulle, prescrit les bromures associés aux balsamiques. C'est là, au dire de ce dernier, le meilleur moyen de les administrer pendant longtemps sans fatigue pour l'estomac, et à des doses élevées.

Le bromure de sodium peut être prescrit ainsi :

Bromure de sodium.......	15 gr.
Eau de Tolu..............	300 gr.

A prendre 4, 6 et 8 cuillerées à soupe par jour.

Le bromure de potassium :

Bromure de potassium. . .	12 gr.
Eau de Tolu	400 gr.

A prendre de 4 à 10 cuillerées par jour.

Les bromures sont les médicaments adjuvants par excellence du traitement direct de la prostatite subaiguë. Ils diminuent la sensibilité morbide de l'appareil génito-urinaire ; ils émoussent sa sensibilité spéciale, exaltée par l'inflammation, calment ainsi les érections, et empêchent les pollutions ; ils diminuent le ténesme vésical. Cependant il ne faut pas oublier que tous les sels de potasse et de soude sont plus ou moins des excitants urinaires, et qu'il faut par conséquent se montrer réservé dans leur emploi pendant la période inflammatoire, ou alors prescrire concurremment des bains de siége tièdes avec l'infusion de jusquiame ou de tilleul.

A côté de ces médications, destinées à agir plus ou moins directement sur la maladie, viennent se grouper les médications générales, et celles qui s'adressent aux symptômes observés du côté d'autres parties de l'appareil urinaire et de l'appareil digestif plus particulièrement. Les amers et les toniques sont généralement indiqués pour favoriser les digestions; mais il faut leur associer fréquemment les purgatifs ou plutôt les laxatifs. La macération de quassia amara ou de houblon, alternée avec la macération de follicules de sené, réussit souvent très-bien à réveiller l'appétit et empêcher la constipation. L'aloès, le jalap, la rhubarbe, les purgatifs résineux, en un mot, malgré leur amertume qui pourrait être jugée utile contre l'état dyspeptique, ne doivent pas être habituellement employés, parce qu'ils favorisent l'engorgement hémorrhoïdaire.

La belladone à petite dose, suivant la méthode de Trousseau, peut être avantageusement administrée, quand, avec la constipation, on veut combattre des douleurs vives.

Extrait de belladone, 0,01 centigramme.
Poudre de belladone, q. s. p. 1 pilule.
1 à 3 pilules semblables par jour.

Les EAUX MINÉRALES alcalines, les alcalines faibles principalement, dont l'action anti-dyspeptique est manifeste, sont souvent très-utiles dans la prostatite subaiguë; mais, encore ici, il faut se défier de leur action diurétique, et ne les prescrire que lorsque la maladie est établie déjà depuis un certain temps. Nous avons eu plusieurs fois l'occasion, à Vittel, de voir des affections de ce genre; nous sommes convaincu que l'emploi, attentivement surveillé, des eaux des diverses sources de cette station, de la source Marie (laxative), surtout de la source salée (purgative), combinées avec celles de la Grande-Source (diurétique), sont favorables dans tous les cas où les accidents aigus sont calmés. Ce traitement offre l'avantage de s'adresser en même temps à l'état dyspeptique, de vaincre la constipation, de stimuler la circulation abdominale, d'augmenter l'énergie des contractions vésicales, et d'agir consécutivement comme résolutif.

Nous associons généralement d'ailleurs à l'eau en boisson les douches locales, périnéales et rectales.

Employé trop tôt ou sans mesure, ce traitement ramène les écoulements et peut entraîner du ténesme vésical, quelquefois même de la rétention. Notre appréciation, au point de vue de l'action des eaux minérales, est basée sur ce que nous avons observé à Vittel; aussi ne parlons-nous que de cette station à propos des eaux alcalines faibles, n'ignorant pas que le mode d'administration est pour beaucoup en pareil cas dans le soulagement qu'elles procurent.

Les bains d'eau minérale sulfureuse associés aux douches, les bains de mer, sont aussi de très efficaces moyens à opposer à la prostatite subaiguë; mais ils ont chacun des indications spéciales tirées du tempérament, de l'état général, d'un état diathésique. Comme d'ailleurs les eaux dont nous avons parlé, ils ont tous du moins l'immense avantage de mettre, s'ils ne réussissent à faire mieux, les organes dans les conditions les plus favorables à l'action des autres moyens, et de permettre la guérison par ceux-là mêmes qui avaient échoué avant le traitement hydro-minéral, en même temps que de combattre tel ou tel symptôme, telle ou telle complication.

Les eaux minérales qu'on prescrira avec le plus d'avantages, dans la généralité des cas, sont les alcalines faibles, parmi lesquelles Vittel se recommande spécialement par la variété de minéralisation de ses diverses sources, permettant d'exercer, suivant les indications, l'action antidyspeptique, l'action diurétique, l'action purgative, l'action tonique.

Les eaux alcalines fortes, Vichy et Vals, sont souvent utiles quand les malades sont vigoureux, peu sujets à la constipation et au ténesme vésical et quand ils présentent un engorgement indolent et volumineux. C'est là, du reste, l'opinion émise devant nous par les médecins de ces stations, M. Souligoux, entre autres. Leur action sur la prostate est cependant moins appréciable que sur l'appareil génital et ses annexes chez la femme.

Les eaux sulfureuses s'emploient quand la diathèse herpétique paraît être une des causes de la longue durée de la maladie; — les eaux chloro-iodo-bromurées, quand la prostatite paraît être sous la dépendance de la scrofule, peuvent être employées avec succès. Elles doivent être employées à petite dose et pendant longtemps.

En règle générale, d'ailleurs, toute eau fortement minéralisée en quantité ou en qualité doit être employée avec ménagement, tant que persiste l'état inflammatoire.

Quelles qu'elles soient, les eaux minérales ne doivent être considérées que comme des adjuvants du traitement local. Aucune d'elles n'exerce d'une façon spéciale et absolue son action sur l'engorgement inflammatoire de la prostate.

Les PRATIQUES HYDROTHÉRAPIQUES employées dans les établissements thermaux peuvent être remplacées par des applications analogues avec l'eau commune ou des eaux minérales artificielles. Elles sont beaucoup moins efficaces que lorsqu'elles sont faites aux sources thermo-minérales, pour plusieurs raisons, dont quelques-unes sont même indépendantes de la minéralisation, telles que l'irrégularité dans le traitement, la continuation des occupations habituelles, le manque des distractions inhérentes au séjour des thermes, etc., etc. Elles sont néanmoins prescrites avec avantage, et leur emploi bien dirigé ne laisse pas que d'être très-utile dans la majorité des cas.

Paris. — Typ. A. Parent, rue Monsieur-le-Prince, 31

www.ingramcontent.com/pod-product-compliance
Ingram Content Group UK Ltd.
Pitfield, Milton Keynes, MK11 3LW, UK
UKHW020322220726
13923UKWH00003B/1307

9 782019 627607